BEI GRIN MACHT SICH IHR WISSEN BEZAHLT

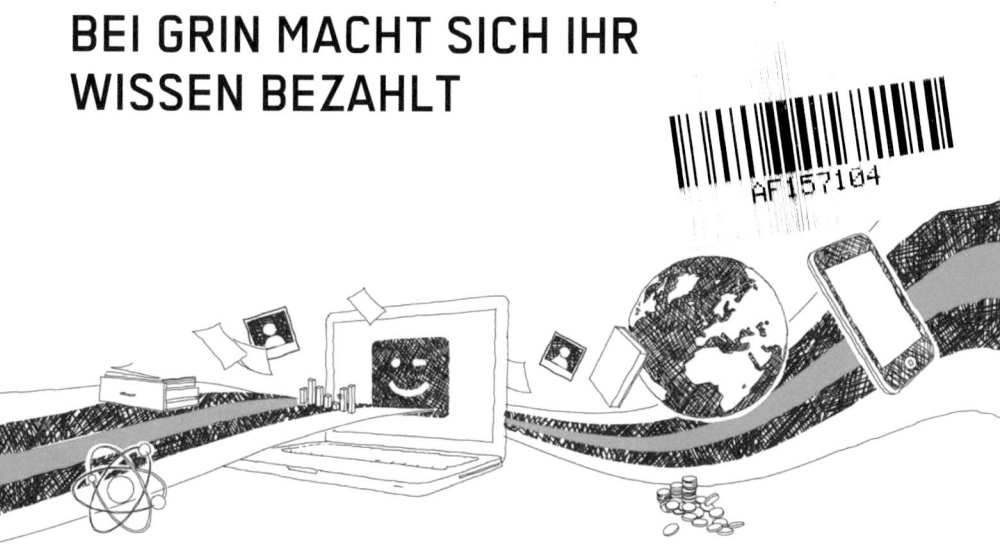

- Wir veröffentlichen Ihre Hausarbeit, Bachelor- und Masterarbeit

- Ihr eigenes eBook und Buch - weltweit in allen wichtigen Shops

- Verdienen Sie an jedem Verkauf

Jetzt bei www.GRIN.com hochladen und kostenlos publizieren

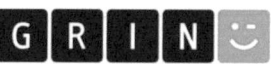

Hendrik Heitland

Gesundheit bei Sexarbeiterinnen

GRIN Verlag

Bibliografische Information der Deutschen Nationalbibliothek:

Die Deutsche Bibliothek verzeichnet diese Publikation in der Deutschen National-
bibliografie; detaillierte bibliografische Daten sind im Internet über http://dnb.d-
nb.de/ abrufbar.

Impressum:

Copyright © 2008 GRIN Verlag GmbH
Druck und Bindung: Books on Demand GmbH, Norderstedt Germany
ISBN: 978-3-640-18285-5

Dieses Buch bei GRIN:

http://www.grin.com/de/e-book/116538/gesundheit-bei-sexarbeiterinnen

GRIN - Your knowledge has value

Der GRIN Verlag publiziert seit 1998 wissenschaftliche Arbeiten von Studenten, Hochschullehrern und anderen Akademikern als eBook und gedrucktes Buch. Die Verlagswebsite www.grin.com ist die ideale Plattform zur Veröffentlichung von Hausarbeiten, Abschlussarbeiten, wissenschaftlichen Aufsätzen, Dissertationen und Fachbüchern.

Besuchen Sie uns im Internet:

http://www.grin.com/

http://www.facebook.com/grincom

http://www.twitter.com/grin_com

Universität Bremen

Modul 33: Zielgruppendifferenzierte Prävention und Gesundheitsförderung

Veranstaltung 11-56-3-M33-1

Wintersemester 2007/2008

Studiengang: B.A. Public Health / Gesundheitswissenschaften

Gesundheit bei Sexarbeiterinnen

Autor:

Hendrik Heitland

INHALTSVERZEICHNIS

1. Einleitung

Schon seit Jahrtausenden werden sexuelle Dienstleistungen gegen Bezahlung angeboten. In der heutigen Zeit stehen Sexarbeiterinnen aber häufig eher am Rand der Gesellschaft und sehen sich einer Vielzahl von Vorurteilen gegenüber. Besonders seit dem Aufkommen und der Verbreitung von HIV/Aids und anderen sexuell übertragbaren Krankheiten werden Prostituierte als gefährliche Infektionsquelle angesehen, die bedingt durch ihre Tätigkeit einen gesundheitsgefährdenden Lebensstil haben. Hieraus ergibt sich die Fragestellung, ob dies tatsächlich der Fall ist und ein Zusammenhang zwischen der Ausübung der Prostitution und der Gesundheit besteht.

Um diese Frage zu klären, wird unter Punkt 2 zuerst der Begriff „Sexarbeit" erläutert, indem die Voraussetzungen für Selbige und zudem die wichtigsten Arten und Formen vorgestellt werden. In Punkt 2.1 wird ein kurzer historischer Überblick über die Entwicklung der Prostitution gegeben und aufgezeigt, wie sich die Moralvorstellungen in Bezug auf sexuelle Dienstleistungen im Laufe der Zeit veränderten. In Punkt 2.2 wird die aktuelle rechtliche Situation der Sexarbeit in Deutschland vorgestellt und die wichtigsten Neuerungen und Regelungen benannt.

Auf die gesundheitlichen Risiken, die durch die Ausübung der Prostitution entstehen können, wird in unter Punkt 3 eingegangen. Zugleich werden aber auch die gesundheitlichen Ressourcen dargestellt, die sich aus der Sexarbeit ergeben. Hierfür wird u.a. eine Auswahl an Belastungen, die sich aus dem Arbeitsumfeld oder den persönlichen Bedingungen der Frau ergeben, benannt und auf die Arbeit von unterstützenden Beratungsstellen eingegangen.

In Punkt 4 werden empirische Ergebnisse zu dem Zusammenhang von Sexarbeit und Gesundheit vorgestellt. Als Beispiele hierfür wurden die Ergebnisse von zwei Berichten des Robert Koch Institutes und des Bundesministerium für Familie, Senioren, Frauen und Jugend ausgewählt.

In der abschließenden Diskussion in Punkt 5 wird sich u.a. mit den Auswirkungen des Prostitutionsgesetzes auf die Gesundheit der Sexarbeiterinnen auseinandergesetzt und überlegt, welche Chancen und Herausforderungen sich daraus ergeben.

2. Definition von Sexarbeit

Nach Monika Krüger ist es nicht möglich, den Begriff „Sexarbeit" und die darin beinhalteten Anforderungen allgemeingültig zu beschreiben, da eine solche Definition immer nur die vorherrschende, aktuelle Sexualmoral widerspiegelt. Diese unterliegt jedoch nicht nur dem zeitlichen Wandel, sondern kann sich auch innerhalb einer Gesellschaft, bzw. zwischen verschiedenen Gesellschaften unterscheiden.

Allerdings ist die grundlegende Vorraussetzung der Sexarbeit, dass eine Person gegenüber einer oder mehreren anderen Personen eine „(...) sexuelle Dienstleistung gegen ein vorher ausgehandeltes Entgelt oder andere wirtschaftliche oder materielle Vorteile erbringt (...)". Dabei werden sowohl emotionale Bindungen - wie z.b. Liebe - zwischen den beteiligten Personen in der Regel vermieden, als auch jegliche über dieses Dienstleistungsverhältnis hinausgehende Verpflichtungen. Diese Tätigkeit wird also in einer möglichst professionellen Weise gewerblich ausgeübt. [1]

Der gewerbliche Aspekt von Sexarbeit wird in der Definition von Madonna e.V. - einer Bochumer Beratungseinrichtung für Prostituierte – weiter ausgeführt: „(...) [Die Sexarbeiterin] verkauft sexuelle Dienstleistungen in vielfältigen Variationen, zumeist an Männer. Sie richtet einen Arbeitsplatz her, schafft ein kundenfreundliches Ambiente, nimmt Wünsche und Persönlichkeit wahr, vermittelt ihre Grenzen, verhandelt den Preis, organisiert Hygiene und Gesundheitsschutz, wählt Hilfsmittel aus und wendet sie an, inszeniert Illusionen und verabschiedet den Kunden daraus. Sie übersteht lange Arbeitszeiten, je nach Ort auch unter schwierigen Bedingungen. (...)". [2]

Es gibt diverse Formen der Prostitution, die zum Teil auch mit den Anlässen der Frauen für die Ausübung von Sexarbeit einhergehen. So ist z.B. der „Straßenstrich" heutzutage als die sozial niedrigste Form der Prostitution angesehen, da hierbei der Kunde öffentlich auf der Straße angeworben wird und das Geschäft mitunter auch direkt an Ort und Stelle vollzogen wird. Beschaffung von Drogen ist bei dieser Form der Sexarbeit ein verhältnismäßig häufiger Grund der Frauen, dieser Tätigkeit nachzugehen. Eine weitere Variante dieser Ausübung ist die KFZ-Prostitution, bei der die Frauen vorwiegend zu den Kunden ins Auto steigen, um entweder direkt im PKW, oder an bestimmten Plätzen oder Straßen die vorher ausgehandelte Dienstleistung zu erbringen. [3]

---

[1] vgl. Krüger, 2001, S. 17
[2] vgl. Madonna e.V., o.J., o.S.
[3] vgl. Segeht, 1980, S. 57 f

3

Die neben dem „Straßenstrich" am weitesten verbreitete Form der Sexarbeit ist die Bordellprostitution. Hierbei werden den Frauen die Räumlichkeiten zur Ausübung ihrer Dienstleistungen von den Bordellbetreibern zur Verfügung gestellt, wofür üblicherweise eine Tagesmiete von den Prostituierten zu zahlen ist. Häufig werden Kunden in schaufensterartigen „Koberfenstern" angeworben. Ähnlich der Bordellprostitution stehen auch in speziellen Clubs bzw. Salons dem Kunden mehrere Frauen zur Auswahl. Hier arbeiten die Frauen aber meist in einem festen Anstellungsverhältnis und bekommen ein monatliches Festgehalt, sowie häufig auch eine Beteiligung am Umsatz des Clubs.

Selbstständige Sexarbeiterinnen, die ihre Tätigkeit entweder in der eigenen Wohnung, in der des Kunden oder während eines Hotelbesuches ausüben, schalten zumeist Zeitungsannoncen oder beauftragen Agenturen um für ihre Dienstleistung zu werben. [4] Dabei wird es als Vorteil erachtet, dass die eigene Zeit durch Terminabsprache mit dem Kunden besser eingeteilt werden kann. Diese Form der Prostitution unterscheidet sich also prinzipiell nicht von anderen freiberuflichen Tätigkeiten, die z.B. von der eigenen Wohnung aus erbracht werden. [5]

„Auch Männer gehen der Prostitution nach, meistens in der homosexuellen Variante. Prinzipiell lassen sich daher neben der weiblich-heterosexuellen Prostitution drei weitere Formen der Prostitution beschreiben: (…) weiblich- homosexuelle Prostitution, (…) männlich-homosexuelle Prostitution, (…) männlich-heterosexuelle Prostitution". [6]

2.1 Historie

Häufig wird die Sexarbeit auch als das „älteste Gewerbe der Welt" angesehen. Wohlmöglich nicht zu unrecht, denn es ist bislang nicht nachgewiesen, wann sexuelle Dienstleistungen zum ersten Mal angeboten wurden. So schrieb der französische Kulturwissenschaftler Pierre Dufour im 19. Jahrhundert: *„Die Prostitution hat an dem Tage ihren Einzug in die Welt gehalten, an dem das erste Weibe sich als Ware verkaufte."* Die ältesten Funde, die auf eine Form von Sexarbeit schließen lassen, gehen auf die so genannte „Tempelprostitution" aus der Zeit um 3000 vor Christus zurück. Hierbei wurde zahlungswilligen Männern die Entjungferung junger Frauen angeboten. Diese fand in einem Tempel zu Ehren der

---

[4] vgl. Segeht, 1980, S. 61 ff
[5] vgl. Domentat, 2003, S. 58
[6] Krüger, 2001, S. 29

4

jeweiligen Fruchtbarkeitsgöttin statt, wobei das von den Frauen verdiente Geld an die Tempeldiener oder Priester abgegeben werden musste. [7]

Im antiken Griechenland des 6. Jahrhunderts vor Christus war das Hetärenwesen eine verbreitete Form der Sexarbeit. Hetären waren zumeist ausländische Sklavinnen, die von Zuhältern oder Kupplern zwecks sexueller Dienstleistungen für die Feiern der Männer – bei denen „ehrbare Frauen" nicht zugelassen waren – vermittelt wurden. Zwar wurden sie auch als gute Tänzerinnen und Musikerinnen anerkannt, allerdings „(...) sahen die Athener in den Hetären vielfach lediglich minderwertige Dienerinnen, die sie wie einen Gegenstand für erotische Zwecke benutzten". Nichtsdestotrotz hatten diese Frauen noch einen höheren sozialen Status als solche, die sich in einem staatlichen Bordell - bei denen der Großteil der Einnahmen der Prostituierten an den Staat abgegeben wurde - nackt zur Schau stellten und an jedem zahlenden Mann sexuelle Dienste leisten mussten. [8]

„Die frühen Christen sahen das Lustvolle und Lebensfrohe der heidnischen Antike als Auswuchs der Dekadenz an (...). Sie entwickelten in den ersten Jahrhunderten nach Christi Geburt einen religiös-moralischen Gegenentwurf: Nach ihrem Verständnis galt das weibliche Geschlecht als Verführung, allein sexuelle Askese und die Hinwendung zu Gott konnten das Seelenheil bringen." Auch die Sexarbeiterinnen im Mittelalter wurden noch religiös-moralisch verurteilt, allerdings rechtlich nicht verfolgt. Dies hatte hauptsächlich finanzielle Gründe, da der Staat durch die behördlich geregelte Prostitution hohe Einnahmen hatte. So entstanden im 12. und 13. Jahrhundert nach Christus in vielen europäischen Ländern staatlich organisierte Bordelle. Zum Ende des Mittelalters änderten sich die gesellschaftlichen Moralvorstellungen zur Sexarbeit - insbesondere bedingt durch die Reformation, Inquisition und einer Syphilisepidemie - wieder drastisch und Prostituierte wurden als Hexen angesehen.

Durch die industrielle Revolution im 18. und 19. Jahrhundert war die Sexarbeit in den Städten eine weit verbreitete Dienstleistungsform, wodurch es jedoch unter anderem auch zu einer Kriminalisierung des Milieus und einer Verbreitung von Geschlechtskrankheiten kam. So wurden europaweit wieder strengere Prostitutionsgesetze beschlossen und die Prostituierten mussten sich regelmäßig medizinisch untersuchen lassen. Im Jahr 1901 wurde die Sexarbeit in Deutschland für sittenwidrig erklärt, wodurch die Frauen diese Arbeit fortan im Untergrund ausüben mussten. [9]

---

[7] vgl. Muntermann, 2005, o.S.
[8] vgl. Rolf, 2005, S. 45 f
[9] vgl. Muntemann, 2005, o.S.

5

2.2 Rechtliche Grundlage

Bis Dezember 2001 wurde die Sexarbeit in Deutschland als sittenwidrig angesehen und als normale Erwerbsarbeit nicht anerkannt. Sie war zwar nicht verboten, jedoch wurde die Ausübung rechtlich eingeschränkt und Sexarbeiterinnen benachteiligt. So wurde z.b. sozialer und arbeitsrechtlicher Versicherungsschutz verwehrt, Werbung aller Art und Schaffung von günstigen Arbeitsbedingungen unter Verbot gestellt, Orte zur Ausübung eingeschränkt und die Organisation von Prostitution strafrechtlich verfolgt. [10]

Seit dem 1. Januar 2002 ist das „Gesetz zur Regelung der Rechtsverhältnisse der Prostituierten (ProstG)" gültig. Hierdurch wurde es den der Sexarbeit nachgehenden Personen erstmals ermöglicht, sich auf ihre Rechte gegebenenfalls auch vor Gericht berufen zu können. Die wohl wichtigste Neuerung für die Prostituierten ist in § 1 ProstG festgelegt. Demnach wurde „(...) die Sittenwidrigkeit für Verträge über sexuelle Dienstleistungen abgeschafft, das heißt Prostituierte und Callboys haben jetzt gegenüber der Kundin oder dem Kunden das Recht auf den vereinbarten Lohn. Diese können nicht mehr (zum Beispiel nach einem Streit oder weil sie / er angeblich unzufrieden ist) das Geld verweigern." Es muss allerdings nicht gezahlt werden, falls die Sexarbeiterin im Nachhinein die Erfüllung der bereits vereinbarten Leistung ablehnt. Arbeitet die Prostituierte in einem Bordellbetrieb, so schließt der Bordellbetreiber mit dem Kunden den Vertrag über die sexuelle Dienstleistung. Durch die Abschaffung der Sittenwidrigkeit haben nun auch Arbeitsverträge, die zwischen dem Bordell und der Sexarbeiterin abgeschlossen werden, Rechtsgültigkeit und die Beschäftigte somit einen Sozialversicherungsanspruch. Auch in anderen Verträgen, wie z.B. in Versicherungs- oder Mietverträgen darf als Berufsbezeichnung „Prostituierte", bzw. als Zweck „Prostitutionsausübung" eingetragen werden. [11]

Zwar mussten Prostituierte ihre Einkünfte schon immer besteuern, jedoch ist nun vorgesehen, dass sich selbstständige Sexarbeiterinnen beim Finanzamt auch unter der geeigneten Berufsbezeichnung anmelden und somit auch eine Steuernummer erhalten. Die Höhe der Steuerabgaben errechnet sich aus der Jahreseinkommenshöhe und dem Familienstand. Die Ausgaben, die zur Ausübung der Sexarbeit aufgebracht werden müssen – wie z.B. für Kondome, Miete, Arbeitskleidung usw. – können nun von der Steuer abgesetzt werden. Steuerrechtlich werden die Prostituierten zudem wie Gewerbetreibende behandelt und müssen ab einer bestimmen Gewinnhöhe auch Gewerbesteuer abtreten. [12]

---

[10] vgl. Madonna e.V., o.J., o.S.
[11] vgl. Bundesverband Sexuelle Dienstleistungen e.V., 2005, S. 1 ff
[12] vgl. Bundesverband Sexuelle Dienstleistungen e.V., 2005, S. 24

Nach dem Ordnungswidrigkeitsgesetz ist die Werbung für Sexarbeit weiterhin illegal. Eine Anwendung des Verbots wird jedoch städte- und bundeslandabhängig unterschiedlich streng durchgesetzt. So finden sich z.b. viele verdeckte Werbeannoncen in den Tageszeitungen oder im Internet, dessen Urheber nur selten mit Bußgeldern rechnen müssen. Oftmals liegt die Einschränkung in der Änderung des Anzeigentextes oder der Zahlung eines höheren Anzeigenpreises. Zudem werden anstößige Handlungen und Belästigungen, sowie die Ausübung von Sexarbeit an verbotenen Orten - wie z.B. in Sperrgebieten – bestraft. Letztere werden im Artikel 297 des Einführungsgesetzes zum Strafgesetzbuch festgesetzt: *„In den meisten Städten und Gemeinden bestimmen die Sperrgebietsverordnungen, ob man überhaupt der Prostitution nachgehen darf und wenn ja, in welchen Gebieten, Straßen oder zu welchen Zeiten. (...) Eine Gemeinde mit bis zu 50.000 Einwohnern kann die Prostitution auf ihrem Gebiet sogar völlig verbieten.“* Dieser Artikel wird von den Behörden sehr streng ausgelegt, so dass z.B. schon Kundentelefonate im Sperrbezirk mit einer Geldbuße geahndet werden können.

Das Prostitutionsgesetz hat zudem die Ausbeutung der Sexarbeiterinnen und die Zuhälterei nach den alten §§ 180 a und 181 a StGB stark eingeschränkt. *„Zwang, Ausbeutung, Beschäftigung von Personen unter 18 Jahren und persönliche und wirtschaftliche Abhängigkeit, die über den üblichen Rahmen eines Beschäftigungsverhältnisses hinausgehen, werden weiterhin mit Freiheitsstrafe oder Geldstrafe belegt.“* [13]

3. Gesundheitliche Risiken und Ressourcen bei Sexarbeiterinnen

Sexarbeiterinnen sind insbesondere psychisch bedingten Gesundheitsrisiken durch Stress ausgesetzt. Monika Krüger teilt die arbeitsspezifischen Stressoren unter anderem in soziale, aufgabenbezogene und umgebungsbedingte Bedingungen auf, aus denen sich allerdings auch die salutogenen Ressourcen der Sexarbeit ergeben:

Soziale Bedingungen:
Durch die hierarchische Struktur der Sexarbeit kann es vor allem bei illegaler Ausübung z.B. zur Unterdrückung und Ausbeutung der Frauen durch Zuhälter kommen. Die Verhältnisse zwischen den Prostituierten untereinander sind oftmals beeinflusst von Konkurrenzdenken, Intrigen und Unehrlichkeit. Durch die gesellschaftliche Ächtung der Sexarbeit sind die Frauen starken psychischen Belastungen ausgesetzt, wodurch sie ihre Arbeit häufig im geheimen

---

[13] vgl. Bundesverband Sexuelle Dienstleistungen e.V., 2005, S. 10 ff

ausüben müssen und gezwungen sind ein Doppelleben zu führen um keinen Diskriminierungen ausgesetzt zu sein. Somit hat dieses Berufsfeld auch einen starken Einfluss auf das Privatleben der Frauen, da sich die sozialen Kontakte der Prostituierten zumeist nur noch auf das Sexarbeitmilieu beschränken.

Andererseits ergeben sich aus dem sozialen Arbeitsumfeld für die Sexarbeiterinnen auch gesundheitliche Ressourcen. Wenn eine gute, freundliche Arbeitsatmosphäre unter den Prostituierten herrscht, kann sich ein Gefühl der Familienzugehörigkeit und Geborgenheit entwickeln. *„(…) Der Reiz, „Mitglied der Unterwelt zu sein" bzw. „im Milieu" zu sein, (…) [also] die „eigene Welt" mit den eigenen Gesetzen der Subkultur des Prostitutionsbereiches, scheint für einige Frauen ein attraktiver Begleitumstand zu sein."*

Aufgabenbezogene Bedingungen:
Zu den psychisch belastenden, aufgabenbezogenen Risikofaktoren gehört z.B. die „Gefühlsarbeit". Hierbei entwickelt die Sexarbeiterin aus beruflichen Gründen Emotionen – oder muss sie sogar zum Ausdruck bringen -, die ihre wahre Gefühlswelt nicht widerspiegeln. *„Prostituierte gelten als Verkörperung ihrer Tätigkeit: sie arbeiten nicht als Prostituierte, sondern sind Prostituierte und als solche Projektionsflächen für viele nachteilige Vorurteile und Phantasien. Der Körper wird in besonderer Weise zur Ware, weshalb Prostituierte in der Regel eine klare Grenze zwischen ihrem Körper und ihren Gedanken und Gefühlen ziehen."* Da diese klare Trennung zwischen dem Beruf und dem Privaten aber häufig schwer fällt, ist es möglich dass die emotionalen Abwehrmechanismen auch in das Privatleben übertragen werden. Auch die Wünsche der Kunden und die Erniedrigung durch Selbige ist eine psychische Belastung für die Sexarbeiterinnen. Zudem sind es oftmals ausschließlich die Prostituierten, die die Verantwortung für die gesundheitlichen Aspekte der Dienstleistung tragen müssen. Jedoch kann auch die Langeweile, die in der Zeit zwischen zwei Kundenbesuchen aufkommt, eine aufgabenbezogene Belastung sein.

Allerdings kann auch gerade die Gefühlsarbeit den positiven Effekt haben, dass die sozialen Kompetenzen der Sexarbeiterin erweitert werden, woraus ein höheres Selbstwertgefühl resultiert. Das Selbstbewusstsein wird durch Machtgefühl vermittelnde Arbeitsabläufe, wie z.B. der Auswahl von Kunden, dem Setzen von Grenzen etc. gestärkt. Zudem sind positive Erlebnisse mit den Kunden eine persönlich aufbauende Erfahrung. Diese durch die Sexarbeit angeeigneten oder erweiterten sozialen Kompetenzen können so auch in das Privatleben übertragen werden.

Umgebungsbedingungen:

Die Arbeitsumgebung, in der die Sexarbeiterin regelmäßig ihrer Tätigkeit nachgeht, kann ein gesundheitlicher Risikofaktor sein. So spielen z.b. die Orte, an denen die Dienstleistungen erbracht werden eine wichtige Rolle. Zum einen können diese Orte eine mangelnde Hygiene aufweisen, zum anderen ist dort eventuell nicht genügend Schutz vor Gewalttaten gegenüber den Prostituierten gewährleistet. Zudem wird unter Umständen der Gebrauch von Substanzen aller Art erleichtert – wie es sich z.b. mit dem Verkauf von Alkohol in einem Bordell verhält – was in eine Abhängigkeit führen kann. Auch die Nähe zu Drogen und Gewalt in einem kriminellen Arbeitsumfeld kann psychisch belastend sein. Durch die Arbeitsbedingungen der Sexarbeiterin ist die Gefahr der Isolation gegeben. So verhält es sich z.b. bei langen und unregelmäßigen Arbeitszeiten, (Nacht-)Schichtarbeit und der Nutzung der Privatwohnung als Arbeitsplatz.

Gerade die Arbeitsbedingungen können aber auch positiv bewertet werden. Hierbei steigern flexible Arbeitszeiten, selbstständiges Arbeiten und ein guter Verdienst die Motivation und das Wohlbefinden bei der Arbeit. [14]

Neben den psychosozialen Belastungen besteht für die Berufsgruppe der Sexarbeiterinnen auch die Gefahr, sich oder die Kunden mit HIV/Aids und anderen sexuell übertragbaren Krankheiten (STD) wie Syphilis, Gonorrhö, Hepatitis B, usw. zu infizieren. Zum Teil wird auf den Gebrauch von Kondomen verzichtet, da z.B. der Kunde dann bereit ist mehr zu zahlen, die Prostituierte sonst Gewalttaten zu befürchten hat, Kondome als lästig empfunden werden, etc. Besonders drogenabhängige Sexarbeiterinnen lassen sich auf ungeschützten Sex ein, um ihren Drogenkonsum zu finanzieren. Jedoch können auch bei einem Schutz mit Kondomen Unfälle entstehen. So kann das Kondom zum Beispiel reißen und es dadurch zu einer Infektion kommen. Auch ungewollte Schwangerschaften werden somit riskiert, insofern nicht mit zusätzlichen Methoden, wie z.B. der Pille, verhütet wird. [15]

Die meisten Beratungsstellen für Sexarbeiterinnen bieten eine intensive Beratung zu sexuellen Gesundheitsfragen an. Auch eine Untersuchung von sexuell übertragbaren Krankheiten kann oftmals durchgeführt werden. *„Das Beratungs- und Untersuchungsangebot steht unabhängig von Erreger, Geschlecht, sexueller Orientierung und Herkunft für alle Ratsuchenden anonym und kostenlos zur Verfügung. Schwerpunkte richten sich nach dem epidemiologischen Bedarf und berücksichtigen so gezielt die besonderen Bedürfnisse von (…) [Sexarbeiterinnen], aber auch ihre besonderen Belastungen und Risiken."* Wichtig ist

---

[14] vgl. Krüger, 2001, S. 48 ff
[15] vgl. Bundesamt für Gesundheit, 2004, S. 3 ff

auch, dass die Beratung oftmals sogar mehrsprachig angeboten wird, wodurch Migrantinnen die Angebote ebenso nutzen können. [16]

Auch der Arbeitsplatz selbst und die eingesetzten Arbeitsmittel liefern gesundheitliches Risikopotenzial. Durch z.b. wacklige Betten und schlecht beleuchtete Treppenhäuser ist eine erhöhte Sturzgefahr gegeben. Ferner beeinträchtigen die sich ständig wiederholenden Bewegungsabläufe die Gesundheit und können z.b. zu Muskel-Skelett-Erkrankungen führen. Bei illegal beschäftigten Prostituierten, die oftmals Opfer von Ausbeutung sind, ist aufgrund dessen ein Schlafmangel ein mögliches gesundheitliches Risiko. Jedoch haben insbesondere Sexarbeiterinnen, die ihrer Tätigkeit freiwillig nachgehen, ein hohes Gesundheitsbewusstsein, da von ihrem Aussehen, ihrer Fitness, ihrer Ernährung und hoher Körperhygiene die Kundenanwerbung positiv beeinflusst wird. [17]

4. Empirische Ergebnisse zum Zusammenhang von Sexarbeit und Gesundheit

Die Datenmenge zur Gesundheit von Sexarbeiterinnen ist bislang eher gering. Ende 2002 wurde vom Robert-Koch-Institut (RKI) ein Sentinel-System zur epidemiologischen Beschreibung der Verbreitung von sexuell übertragbaren Krankheiten bei Prostituierten und Migranten aufgebaut. Hierzu wurden die an das RKI zurückgesendeten Fragebögen von insgesamt 242 STD/HIV-Beratungsstellen der Gesundheitsämter, Arztpraxen und Fachambulanzen in Kliniken aus 119 deutschen Städten ausgewertet. Die Anfang 2007 veröffentlichten Ergebnisse zeigten auf, dass von den insgesamt 2785 Frauen, welche in dieses Sentinel einbezogen wurden, 63,9% (1780) angaben dass die bei ihnen vorliegende Infizierung mit einer sexuell übertragbaren Krankheit mit der Ausübung der Prostitution zusammenhängen könnte. Die am häufigsten vorkommende sexuell übertragbare Krankheit war hierbei eine Chlamydieninfektion – mit 39,2% wurde bei fast jeder zweiten Frau ein Fall diagnostiziert. Gonorrhö war mit 19,2% die zweithäufigste Infektion, gefolgt von Syphilis (5,5%) und HIV (1,2%).

Die Mehrzahl der Prostituierten hat laut RKI als wahrscheinliche Ansteckungsquelle den Kunden angegeben, gefolgt von dem festen Partner der Frauen. Dies steht in einem Zusammenhang zu dem Kondomgebrauch. Hier gaben nur ca. 13.9% der Sexarbeiterinnen an, beim Geschlechtsverkehr mit ihrem Partner immer ein Kondom zu benutzen. Mehr als

---

[16] vgl. Nitschke, 2005, S. 138 f
[17] vgl. Domentat, 2003, S. 79 ff

die Hälfte der Frauen benutzt nach eigenen Angaben niemals ein Präservativ, wenn sie mit ihrem Partner schlafen. Mit anderen Partnern – neben dem eigenen und den Kunden - verhält es sich jedoch nahezu umgekehrt. Hier gaben ca. 54% der Frauen an, beim Geschlechtsverkehr immer ein Kondom zu benutzen, während 9,6% auf ein Präservativ verzichten.

Jedoch ist auch dieses Sentinel, in dem erstmals Daten zum Zusammenhang von sexuell übertragbaren Krankheiten und dem Sexualverhalten der Prostituierten erhoben werden konnten, nicht dazu geeignet, die Prävalenz der STDs bei Sexarbeiterinnen zu ermitteln, da die erfassten Fälle nicht repräsentativ für die Gesamtheit der Prostituierten ist. [18] Dies deckt sich mit den Ergebnissen von Monika Krüger: Durch die Stigmatisierung und Tabuisierung von Geschlechtskrankheiten und der Prostitution müssen Untersuchungen und Behandlungen von Sexarbeiterinnen anonym durchgeführt werden, um mehr Betroffene dafür interessieren zu können. Dies wirkt sich aber negativ auf die Einschätzung der Bedeutung von STDs aus. *„(...) Darüber hinaus bleiben die Entstehungsbedingungen der Erkrankung im Dunkeln. Auf diese Weise ist es bislang nicht möglich, kausale Zusammenhänge zwischen den statistischen Daten und dem Leben von Frauen in der Prostitution festzustellen, da bei der Erhebung die aus Prostitutionstätigkeit resultierenden Infektionen nicht gekennzeichnet werden und repräsentative Stichprobenziehungen aufgrund der unbekannten Grundgesamtheit ein Problem darstellen."* [19]

Das Bundesministerium für Familie, Senioren, Frauen und Jugend veröffentlichte im Januar 2007 einen Bericht zu den Auswirkungen des Gesetzes zur Regelung der Rechtsverhältnisse der Prostituierten (ProstG). Darin wurde beschrieben, dass der ehemalige § 181a Abs. 1 a.F. StGB, der die Förderung der Prostitution unter Strafe stellte, als mitverantwortlich für schlechte Hygiene-, Gesundheits- und Sozialbedingungen der Sexarbeit angesehen wurde. Kritisiert wurde, dass nun aber auch das neue Prostitutionsgesetz nicht explizite Regelungen zur Verbesserungen der Arbeitsbedingungen von Sexarbeiterinnen beinhaltet, sondern nur bestehende Hürden abbauen würde. So soll nun zum Beispiel das Gaststättengesetz auf das Tätigkeitsfeld der Prostitution anwendbar sein, durch das den Bordellinhabern u.a. Auflagen zum Schutz der Gesundheit der angestellten Sexarbeiterinnen erteilt werden kann. Zudem sollte durch die Legalisierung der Gewerbestätten auch der Arbeits-, Gesundheits- und Arbeitsschutz angewandt werden, wodurch sich eine Veränderung der Arbeitsbedingungen erhofft wurde.

---

[18] vgl. Robert Koch Institut, 2007, S. 23 ff
[19] vgl. Krüger, 2001, S. 147

Jedoch muss zwischen den verschiedenen Formen der Prostitution unterschieden werden, um einschätzen zu können inwiefern das Prostitutionsgesetz zu einer möglichen Verbesserung der Arbeitsbedingungen für Sexarbeiterinnen beigetragen hat. *"So bieten sich bei einer in festen Räumlichkeiten ausgeübten Tätigkeit andere Ansatzpunkte für eine Verbesserung der Arbeitsbedingungen als bei einer mobilen Tätigkeit in der Straßenprostitution oder auch bei sog. Escort-Services. Ferner bestehen bei einer selbstständigen Tätigkeit der Prostituierten im Hinblick auf die Eigenverantwortung der Prostituierten weniger rechtliche Ansatzpunkte für Schutzbestimmungen als bei einer abhängigen Beschäftigung."* Daraus ergibt sich auch ein Zusammenhang zwischen der Gesundheit und den Arbeitsbedingungen der Prostituierten. So spielt z.b. die eigene Sicherheit und Gesundheit für physisch und psychisch erschöpfte Beschaffungsprostituierte nur eine untergeordnete Rolle, wenn dringend Geld für Drogen benötigt wird. Auch haben Migrantinnen bei illegaler Beschäftigung weder Anspruch auf Arbeitsschutz, noch Zugang zum Sozialsystem und ihre Gesundheit wird nur geschützt, wenn z.b. eine Ausbeutung bei Polizeikontrollen festgestellt wird. *"Für Prostitution in Wohnungen, in Clubs, in kleinen Bordellen werden [jedoch] eher Kriterien für hygienisches Arbeiten und Fragen der Sicherheit diskutiert, auch für das Arbeiten auf der Straße spielen Hygiene und Schutz vor Gewalt die größte Rolle."* Der Bericht zeigte insgesamt allerdings auf, dass es durch das Prostitutionsgesetz kaum zu positiven Veränderungen für die Arbeitsbedingungen und somit für die Gesundheitsförderung der Sexarbeiterinnen gekommen ist. [20]

Immerhin ist im Vergleich zu vorherigen Untersuchungen ein Anstieg bei den krankenversicherten Sexarbeiterinnen festgestellt worden. Dies deutet auf eine erfolgreiche Vermittlung der Beratungsstellen und somit auch auf ein höheres Bewusstsein bezüglich der Notwendigkeit einer Krankenversicherung hin. So ergab die vorliegende Befragung, dass 86,9% der 305 Prostituierten in irgendeiner Form krankenversichert waren. Dabei waren 89,5% der Frauen, die der Prostitution nur nebenberuflich nachgingen, bei einer Krankenkasse versichert (84,8% bei den hauptberuflichen Sexarbeiterinnen). Dies ist dadurch zu erklären, dass die nebenberuflichen Prostituierten zumeist über ihren Hauptberuf bereits versichert sind. Jedoch ergab die Untersuchung auch, dass viele Frauen aus Anonymitätsgründen nicht „Prostituierte" als Beruf angeben. Zudem gab ein Teil der Frauen an, Angst davor zu haben nicht in die Krankenkasse aufgenommen zu werden. Dem wird auch von Beratungsstellen zugestimmt, die *„Anhaltspunkte dafür [haben], dass faktisch nur eine sehr begrenzte Zahl von privaten Krankenversicherungen bereit ist, Prostituierte, die diese Tätigkeit offen legen, aufzunehmen, während andere Versicherungen dies aufgrund*

---

[20] vgl. Bundesministerium für Familie, Senioren, Frauen und Jugend, 2007, S. 62 f

einer negativen Risikobewertung einer Tätigkeit in der Prostitution auszuschließen versuchen. Die Auskünfte der befragten privaten Versicherungen weisen in die gleiche Richtung." Damit stehen die Sexarbeiterinnen vor dem Problem dass sie nur noch die Auswahl zwischen einer geringen Anzahl von privaten Krankenversicherungen haben, bei denen sie sich unter Angaben ihrer Berufstätigkeit versichern können, da solche Krankenkassen die Möglichkeit haben, auch ganzen Berufsgruppen die Aufnahme zu verweigern. [21]

5. Diskussion

Die bisherigen Ausführungen zeigen, dass die Sexarbeit ein sehr weites und komplexes Feld ist. Es gibt viele verschiedene Arten und Formen der Prostitution, bei denen die individuellen Motive und Hintergründe, welche die Frauen dazu veranlassen dieser Tätigkeit nachzugehen, mit einspielen. Eine generelle Beschreibung von Sexarbeit oder einer Prostituierten fällt somit eher schwer. Dies wird unter anderem auch dadurch deutlich, dass das Milieu sehr undurchsichtig ist. Immer noch spielen Kriminalität, Gewalt und Drogen eine Rolle in der Arbeitswelt der Prostitution, weswegen es wohl im Interesse vieler Beteiligter ist, dass diese Aspekte unbemerkt bleiben. Hierbei ist das neue Prostitutionsgesetz positiv zu bewerten, da sich daraus rechtliche Ansätze ergeben, um die Tätigkeit und das Umfeld der Prostitution transparenter und zugänglicher zu machen. Darüber hinaus bieten sich auch für die Frauen neue Möglichkeiten an, um sich vor Ausbeutung, Gewalt, Betrug etc. zu schützen und sich durch die offizielle Anerkennung ihres Berufes aus der Anonymität zu wagen.

Jedoch scheint die Sexarbeit in der gesellschaftlichen Moralvorstellung immer noch auf Ablehnung zu stoßen, obwohl sich das Prinzip der sexuellen Dienstleitung gegen Bezahlung nun schon seit Jahrtausenden durchsetzt. Dies ist nicht nur für die Frauen - die sich z.B. aus Scham vor Ächtung nicht trauen, sich zu berufsbedingten Krankheiten und Gefahren beraten bzw. diese behandeln zu lassen - eine für die Gesundheit bedrohliche Situation, sondern auch für die Kunden. Diese sind dadurch allerdings ebenso in der Pflicht, sich aufzuklären und für einen Schutz vor Krankheiten – z.B. durch den Gebrauch von Kondomen – zu sorgen. Hierbei wird auch die Doppelmoral deutlich, wenn zum einen die Sexarbeiterin nach den vorherrschenden Werten als „schmutzig" und als eine potenzielle Krankheitsüberträgerin angesehen wird, auf der anderen Seite jedoch die Kunden auf den Gebrauch eines Kondoms verzichten wollen und sogar bereit sind, dafür einen höheren Preis zu zahlen.

---

[21] vgl. Bundesministerium für Familie, Senioren, Frauen und Jugend, 2007, S. 23 ff

Es bestehen allerdings noch diverse andere Gesundheitsrisiken, die durch zahlreiche äußere und individuelle Einflüsse entstehen. Andererseits ergeben sich aber auch salutogene Ressourcen, je nach Art des Arbeitsumfeldes, der Arbeitsform und der psychischen Konstitution der Prostituierten. Auch hierbei spielt das neue Prostitutionsgesetz eine wichtige Rolle und bietet neue Ansätze für die Gesundheitsförderung der Sexarbeiterinnen. Die wichtigste Neuerung besteht mit Sicherheit darin, dass die Prostitution nun offiziell als Beruf angesehen wird, mit dem die Frauen einen Anspruch auf eine Kranken- und Sozialversicherung haben und auch andere Gesetze - wie z.b. aus dem Arbeitsschutz – den Arbeitsplatz und das Arbeitsumfeld beeinflussen können. Dadurch, dass die gesetzliche Sittenwidrigkeit der Sexarbeit weitestgehend aufgehoben wurde, ist nun zu hoffen dass sich auch die gesellschaftliche Wertevorstellung bezüglich der Prostituierten ändern wird. Hiermit könnten die Frauen in psychosozialer Hinsicht etwas entlastest werden, da z.b. die Notwendigkeit für ein Doppelleben wegfallen würde. Zudem muss nun dafür Sorge getragen werden, dass die Gesetze auch Anwendung finden und z.b. die Prostituierten keine Angst davor haben müssen, von einer Krankenkasse aufgrund ihrer Tätigkeit abgelehnt zu werden und die Bordellbetreiber die Arbeitsschutz- und Hygienevorschriften einhalten. Denn von einer gesunden Sexarbeiterin profitieren alle Beteiligten: der Bordellinhaber z.b. erhält sich dadurch profitable und motivierte Mitarbeiter, die Prostituierte erhält sich ihre Arbeitsfähigkeit und für den Kunden sinkt die Gefahr der Infektion mit einer sexuell übertragbaren Krankheit.

Durch die bisher gewonnen Erkenntnisse macht es also den Eindruck, als hätte sich die These, dass es einen Zusammenhang zwischen der Ausübung der Prostitution und der Gesundheit der Sexarbeiterinnen gibt, bewahrheitet. Allerdings ist die Frage nach dem Zusammenhang nur theoretisch zu beantworten, da es bislang kaum empirische Ergebnisse zu den Arbeits- und Lebensumständen der Sexarbeiterinnen gibt. Somit bleibt abschließend zu hoffen, dass es durch die veränderte Gesetzeslage und der damit verbundenen „Aufhellung" der Prostitution in Zukunft einfacher wird, repräsentative Daten zur Sexarbeit zu erhalten.

„Die Huren auf der Straße benehmen sich so schlecht, daß man daraus auf das Benehmen der Bürger im Hause schließen kann." [22]

- Karl Kraus -

---

[22] Kraus, 1913, S. 19

Literaturverzeichnis

Bundesamt für Gesundheit (2004): *Thematisches Heft : Die SexarbeiterInnen.* Lausanne: BAG

Bundesministerium für Familie, Senioren, Frauen und Jugend (2007): *Bericht der Bundesregierung zu den Auswirkungen des Gesetzes zur Regelung der Rechtsverhältnisse der Prostituierten.* Berlin

Bundesverband Sexuelle Dienstleistungen e.V. (2005): *Gute Geschäfte : Rechtliches ABC der Prostitution.* 2. Auflage. Berlin: BSD

Domentat, Tamara (2003): *Lass dich verwöhnen : Prostitution in Deutschland.* Berlin: Aufbau Verlag

Kraus, Karl (1913): *Nachts.* In: Die Fackel. Nr. 376-377. Wien: Verlag Die Fackel, S. 18-25

Krüger, Monika (2001): *Prostitution und Gesundheit : Gesundheitsrelevante Aspekte weiblicher Prostitutionstätigkeit.* 1. Auflage. Kirchlinteln: Hoho-Verlag Hoffmann und Hoyer

Madonna e.V. (o.J.): http://www.madonna-ev.de (letzter Aufruf: 10.01.2008)

Muntermann, Natalie (2005): *Prostitution : Die Geschichte der käuflichen Liebe.* http://www.planet-wissen.de – Artikel: Prostitution – die Geschichte der käuflichen Liebe (letzter Aufruf: 15.01.2008)

Nitschke, Heidrun (2005): *Sexuelle Gesundheit und Migration als Handlungsfeld des ÖGD.* In: Landesinstitut für den Öffentlichen Gesundheitsdienst NRW (Hrsg.): Migration und öffentlicher Gesundheitsdienst : 7. Jahrestagung des lögd. Band 19. Bielefeld, S. 131-142

Robert Koch Institut (2007): *STD-Sentinel des RKI : Ausgewählte Ergebnisse unter dem Aspekt der Migration und Prostitution.* In: Epidemiologisches Bulletin, Ausgabe 4/2007. Berlin, S. 23-27

Rolf, Ricarda (2005): *Die Bekämpfung des Frauenhandels mit den Mitteln des Strafrechts, des Öffentlichen Rechts und des Zivilrechts.* 1. Auflage. Göttingen: V&R unipress Verlag

Segeht, Uwe-Volker (1980): *Kinder, die sich verkaufen : Eine Analyse der Prostitution von weiblichen Minderjährigen.* Frankfurt a.M.: Ullstein Verlag